AF297494

Dᴿ LOUIS BABIN
Médecin de Batᵒⁿ au.... Régᵗ d'Infanterie

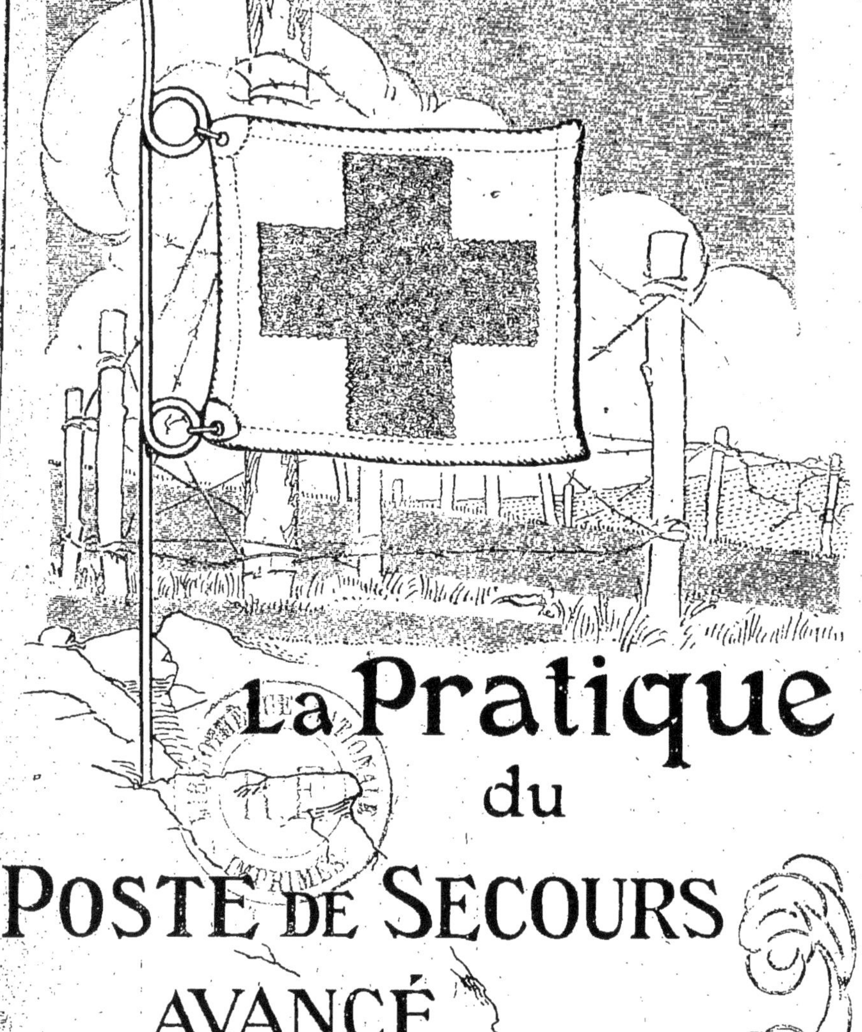

La Pratique du POSTE DE SECOURS AVANCÉ

Avec 37 figures de Vaillant et Rocherullé

FRÈRES, Editeurs
à l'Ecole de Medecine, Paris

1918   Prix . 2ᶠ50

LA PRATIQUE

DU

POSTE DE SECOURS AVANCÉ

LA PRATIQUE

DU

Poste de Secours avancé

par

le Docteur Louis BABIN

Médecin Aide-Major de 1re Classe au ° Régiment d'Inrie.

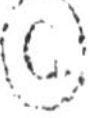

PARIS

VIGOT FRÈRES, ÉDITEURS

23, RUE DE L'ÉCOLE-DE-MÉDECINE, 23

1918

INTRODUCTION

La guerre de tranchées a amené la création et
l'installation très complète des organisations sanitaires fixes de secteur. On connaît ces P. S. C. et
ces P. S. R. (postes de secours centraux et régimentaires) vastes, bien aménagés, abondamment
pourvus d'un matériel qui ressemble à celui des
ambulances et dotés d'un personnel souvent nombreux. Il y a même des P. S. Ch. (postes de
secours chirurgicaux) et des P. C. A. (postes
chirurgicaux avancés).

Ces postes sont placés nécessairement assez
loin des lignes pour desservir au moins le front
d'un régiment. Les blessés qu'ils reçoivent ont
été pansés dans la tranchée et dans l'ábri du P. S.
de bataillon; ils ont achevé enfin le voyage dans
les boyaux qui fut pour eux si long et si pénible :
quand ils sont arrivés là, grâce aux autos sanitaires qui les attendent à la porte, l'ambulance
est toute proche.

Aussi les médecins qui les dirigent ont surtout
un rôle de surveillance et leur préoccupation
essentielle est l'évacuation rapide des grands
blessés.

C'est dans le petit P. S. avancé, c'est dans l'humble P. S. de bataillon que les blessés reçoivent les soins médico-chirurgicaux qui donnent *l'aptitude à l'évacuation.*

Dans les secteurs durs, pendant les attaques, quand le front subit des alternatives d'avance et de recul, quand cesse pour un moment la guerre de tranchées, il n'y a plus de P. S. à l'épreuve des obus et bien aménagés ! Il n'y a que des P. S. de fortune installés à la hâte, dans de mauvais abris, dans des trous, dans des ruines ; les voitures ne viennent plus jusqu'à eux, même la nuit, et le matériel indispensable, bien réduit, doit être porté constamment par les infirmiers et les brancardiers.

Cependant les grands blessés arrivent au P. S. déjà hémorragiés, refroidis, hypotendus, shockés parce que la relève est difficile et périlleuse : on peut être obligé de les y garder longtemps, parce que les évacuations sur l'arrière sont incertaines et irrégulières ; on se demande s'ils feront les frais du transport jusqu'à la lointaine ambulance, s'ils recevront bien les soins nécessaires urgents dans les premières formations chirurgicales qui peuvent être encombrées.

Les soins médico-chirurgicaux qu'on réussit alors à donner à ces blessés ont une importance considérable.

Il faut savoir faire beaucoup dans les conditions les plus défavorables avec un matériel restreint.

Cela ne s'apprend que dans *les refuges de blessés et les P. S. avancés.*

La pratique du P. S. avancé a donc une grande valeur.

Dans les secteurs à front stable, elle est utile pour permettre de multiplier les postes et de les placer près des lignes sur toutes les voies d'évacuation; elle est indispensable dans les secteurs non organisés, pendant les raids, pendant les attaques, les coups durs, c'est-à-dire quand il y a vraiment beaucoup de blessés à secourir. — Elle permet toujours de réaliser au maximum pour le blessé l'économie de temps, de sang, de douleur et de chaleur.

Gardant le contact intime avec les petites unités, *les P. S. avancés* donnent bien à ceux qui combattent l'assurance des soins médicaux rapides. Les sanitaires font vraiment partie de la famille qu'est le bataillon; ils méritent la confiance de tous; ils participent eux-mêmes et ils contribuent au bon moral et à l'esprit offensif de la troupe.

Nous ne connaissons pas pour eux de plus beau rôle.

On peut être surpris cependant, quand on lit les travaux déjà nombreux et documentés publiés pendant cette guerre par des médecins de régiment sur le service de santé de l'avant, de constater que le fonctionnement des refuges de blessés, des P. S. avancés, des P. S. en général en période d'attaque a été à peu près complètement négligé. Il semble qu'il n'y ait eu ici que des efforts incoordonnés et qui sont restés ignorés.

Nous exposerons donc la pratique sans cesse

améliorée qui nous a servi pendant plus de trois ans et demi.

On pourra penser qu'il était vraiment inutile de faire un livre sur une matière aussi simple et un livre forcément incomplet puisque des nécessités d'ordre militaire obligent à passer sous silence le traitement si important des intoxiqués par les gaz.

Nous espérons cependant que, tel qu'il est, notre travail pourra servir à l'instruction des infirmiers régimentaires, aider nos camarades dans leur tàche ingrate et provoquer de nouveaux et nécessaires efforts.

Aux armées, le 13 juin 1918.

L. B.

AVANT-PROPOS

Pour que le soldat combattant ait la certitude d'être toujours rapidement secouru s'il est blessé, pour que les soins médico-chirurgicaux lui soient donnés dans le moment où ils sont le plus utiles, le service de santé de l'avant s'efforce de garder le contact serré avec les petites unités et adopte une organisation qui tient compte des propriétés tactiques de l'infanterie, a les mêmes directives qu'elle, évolue dans le même sens.

Les P. S. avancés sont les véritables P. S. de l'infanterie de 1918.

Il y a une pratique du P. S. avancé qui permet de faire beaucoup pour les grands blessés dans les conditions les plus difficiles.

Elle doit être simple; « *tout est simple à la guerre* ».

** * **

La pratique médico-chirurgicale du P. S. avancé a pour but de donner au blessé *l'aptitude à l'évacuation* et de faire en sorte que celui-ci arrive entre les mains du chirurgien dans *les meilleures*

2

conditions possibles pour subir à l'ambulance l'intervention chirurgicale précoce nécessaire.

. Elle comprend la **prophylaxie et le traitement**

1° De la toxémie et de l'infection :
Pansement propre et abondant; — Injection de sérum antitétanique; — Évacuation rapide.

2° Des hémorragies :
Pansement abondant et compressif; — Garrot d'attente.

3° Du shock :
Prophylaxie et traitement de la toxémie, de l'infection et de l'hémorragie; — Économie d'énergie nerveuse; — Réchauffement; — Mobilisation de la masse sanguine stagnante et traitement de l'hypotension.

La *conduite à tenir* doit varier suivant les circonstances, c'est-à-dire suivant que les évacuations jusqu'à l'ambulance chirurgicale sont faciles, rapides et régulières ou au contraire pénibles, longues et incertaines; mais elle est inspirée constamment par ces **quatre principes essentiels :**

I. *Le blessé doit être opéré avant la douzième heure :*

Économie de temps.

II. *Le blessé ne doit plus saigner :*

Économie de sang.

III. *Le blessé ne doit plus souffrir :*

Économie de douleur.

IV. *Le blessé ne doit plus avoir froid :*

Économie de chaleur.

I

LE POSTE DE SECOURS AVANCÉ

Emplacement

Le P. S. avancé est placé près de la ligne de combat pour que l'on puisse y faire le premier pansement (économie de douleur), sur une des voies naturelles du passage des blessés (économie de temps).

Il peut y en avoir deux et même trois par bataillon : la chose est aisée parce que son matériel est simple, en grande partie improvisé et que son personnel est très réduit.

Le P. S. avancé montre à l'entrée le fanion réglementaire à croix rouge et tout le long des voies d'évacuation, sa direction est indiquée par des fanions en toile portant une croix rouge et une flèche (*fig. 1*).

Personnel

Un médecin et un ou deux infirmiers aidés pour l'installation du poste et le transport du matériel par deux brancardiers.

A défaut du médecin, un infirmier expérimenté comme le sont beaucoup d'infirmiers régimentaires après plusieurs années de guerre, peut très bien diriger un P. S. avancé et donner tous les soins grâce à la technique simple qui va être exposée.

Il tiendra le carnet de passage du poste sur

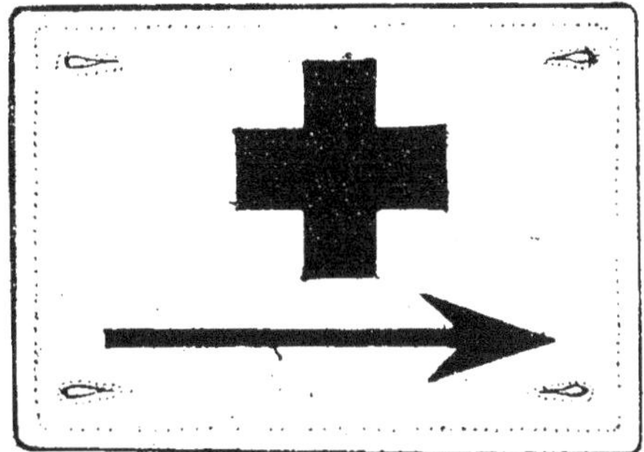

Fig. 1. — Fanion en toile blanche de 0,40 sur 0,30 portant une croix et une flèche en toile rouge ; des boutonnières aux quatre coins permettent de le fixer et de l'orienter pour indiquer la direction du P. S. avancé. Plusieurs fanions semblables pliés tiennent facilement dans la patelette d'un havresac.

lequel on note avec soin les heures d'arrivée et de départ des blessés et les équipes de brancardiers qui les ont transportés ; il établira les fiches de blessures provisoires sur lesquelles on n'inscrit guère autre chose qu'une énumération complète des trous rencontrés sur la peau et les soins donnés.

Matériel

Le matériel porté par les infirmiers et les brancardiers ou chargé sur une brouette porte-brancard comprend : un brancard à pansement, deux ou trois havresacs, deux bidons de deux litres, une lampe à acétylène, des sacs à terre contenant des pansements et une musette. On trouvera plus loin la composition détaillée de ce matériel.

Le matériel constitué sur place comporte des couvertures, des toiles de tente, des effets de linge et des sacs à terre.

Les réapprovisionnements se font par les ravitaillements en munitions et en vivres avec les ressources des voitures médicales régimentaires ou par la chaîne des formations qui contribuent aux évacuations.

Notons qu'il serait désirable que les couvertures puissent être échangées de la même façon que les brancards et en même temps que ceux-ci aux divers échelons.

Installation

L'abri-caverne, l'abri en galerie pour demi-section, commun dans tous les secteurs organisés, qui comprend ordinairement une galerie majeure de 12 m. sur 1 m. 95 sur 2 m., avec deux descentes en grande galerie à la pente de 1 sur 1, est un local excellent pour l'installation du P. S. avancé.

Pour permettre l'accès du brancard, on fait devant chaque entrée une poche dans le boyau (*fig. 2*) ; on place dans les descentes

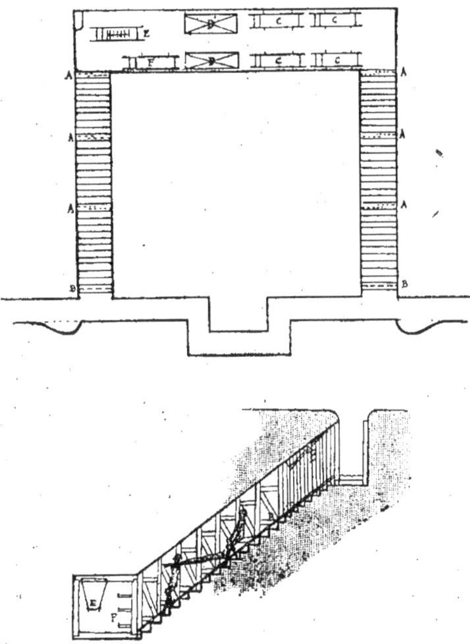

Fig. 2 et 3. — *Abri caverne d'un type courant aménagé en P. S. avancé.* — A, A toiles et B. B panneaux en bois pour la protection de l'abri contre le gaz ; C brancards et supports-brancards : D couchettes en treillage métallique et supports-brancards : E brancard à pansement accroché au chapeau de la galerie au moyen de deux sangles bouclées ensemble ; F brancard en position déclive et dispositif pour le réchauffement du blessé ; P plan incliné pour faciliter la descente du brancard.

des plans inclinés sur lesquels peuvent glisser les bouts postérieurs des hampes du brancard qui est porté sur les épaules par

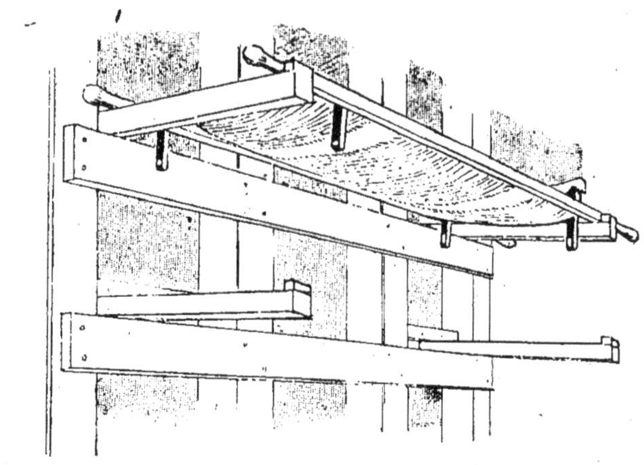

Fig. 4. — *Supports-brancards amovibles;* ils sont constitués par des morceaux de chevron longs de 0ᵐ65, maintenus par une planche fixée aux montants des cadres et par un morceau de chevron fixé au coffrage.

le brancardier-avant et retenu avec la sangle par le brancardier-arrière (*fig. 3*).

Dans l'abri, les couchettes fixes sont supprimées et remplacées par des supports-brancards amovibles (*fig. 4*).

Un infirmier ou un brancardier qui ne doit pas participer aux soins à donner aux blessés est désigné pour régler les entrées, faire déposer au dehors armes, équipements et musettes et veiller spécialement à la protection de l'abri contre les gaz, au silence et au bon ordre dans le poste.

Souvent, il faut se contenter d'un abri exigu, peu solide, précaire, d'un trou, d'un élément de tranchée. On peut cependant presque toujours arriver à faire du bon travail n'importe où à la condition :

1° D'avoir des équipes de brancardiers exercées aux travaux habituels des pionniers et munies des outils indispensables : pelles, pioches, marteau, clous, scie égohine, etc.

2° De considérer que l'abri du P. S. avancé appartient avant tout aux blessés.

3° D'avoir un matériel et une pratique du P. S. avancé réellement adaptés à des conditions aussi spéciales.

II

LE PANSEMENT

Le premier pansement

Il faut bien connaître et respecter la nécessité, sans doute le plus souvent toute morale mais certainement absolue, des soins immédiats donnés aux blessés, du pansement fait dans les premiers instants qui suivent la blessure.

C'est ainsi que les brancardiers ou les camarades du blessé font avec les pansements individuels, dans des conditions déplorables, un premier pansement qui est sans valeur et qui est cependant douloureux.

Avec le P. S. avancé placé très près des lignes, on peut faire un *premier pansement définitif*, c'est-à-dire pouvant n'être refait qu'à l'ambulance où le blessé sera hospitalisé (*économie de temps, économie de douleur*).

3

La toxémie et l'infection

On distingue dans une blessure de guerre *la plaie proprement dite* (la plaie apparente), *la périplaie* (les téguments qui entourent la plaie), *l'endoplaie* (l'ensemble des tissus contus désorganisés, le « foyer d'attrition » qui échappent à la vue).

Le véritable foyer de l'empoisonnement précoce de l'organisme (toxémie) par les poisons des tissus morts et de l'infection plus tardive par les microbes des suppurations, de la gangrène gazeuse et du tétanos, c'est l'endoplaie.

L'endoplaie appartient au chirurgien à l'ambulance.

La plaie et la périplaie par contre doivent être nettoyées avec soin (nous n'osons pas dire aseptisées) au P. S. avancé. En les couvrant ensuite d'un pansement propre et absorbant on empêche la contamination ultérieure de la blessure et on diminue par le drainage les dangers de l'infection et de la toxémie qui ont leur origine dans l'endoplaie, « cavité close ».

La lutte contre la toxémie et l'infection se résume donc ainsi au P. S. avancé :

1° Un pansement propre et absorbant.

2° *Une injection de sérum antitétanique de 20 cmc.*

3° *Une évacuation aussi rapide que possible sur l'ambulance chirurgicale.*

La douleur

L'acte même du pansement étant douloureux, il faut faire en sorte que le premier pansement tienne jusqu'à l'ambulance. Il faut se servir du *brancard à pansement (fig. 5)*.

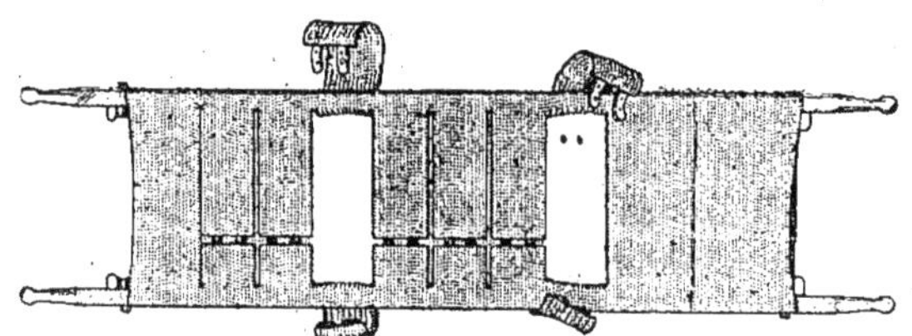

FIG. 5. — *Brancard à pansemeni improvisé.* Les boucles et les sangles ont été prises sur des havresacs hors service.

Le blessé bien pansé accuse un soulagement important et immédiat. Un premier pansement convenablement fait au P. S. avancé assure *l'économie de douleur.*

⁎

LES SOINS A DONNER AUX PLAIES
DANS LES P. S. AVANCÉS

La périplaie

Habituellement souillée de terre boueuse et de sang coagulé, la périplaie n'est bien nettoyée que par le savonnage.

Il faut pour cela :

1º *Savon blanc ordinaire* : un morceau réservé exclusivement pour cet usage dans une petite boîte en métal (*fig. 6*).

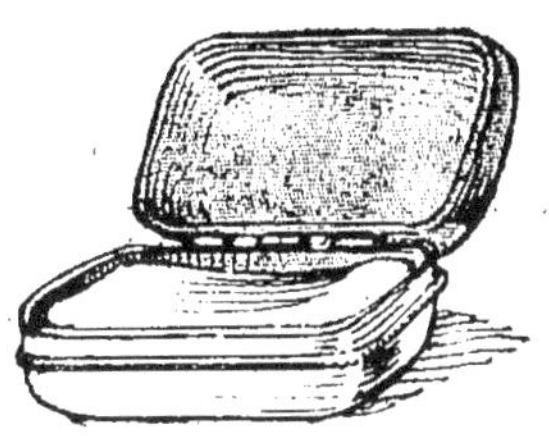

Fig. 6

2º *Solution antiseptique faible* (Extrait de de Javel à 3 p. 1000, ou crésylol sodique à 10 p. 1.000), dans un bidon ordinaire de deux litres (*fig.* 7), faite avec de l'eau quelconque clarifiée au besoin avec de l'alun mais préparée vingt-quatre heures à l'avance (stérilisation chimique). Cette solution est tiédie pour l'emploi dans un quart flambé.

3° *Petits tampons stériles* de 2 cm. sur 2 cm. préparés en coupant des pièces de pansements B et C, dans un quart (*fig. 8*).

4° *Pince à pansement* pour saisir ces tampons.

5° *Tondeuse* pour la chevelure dans les

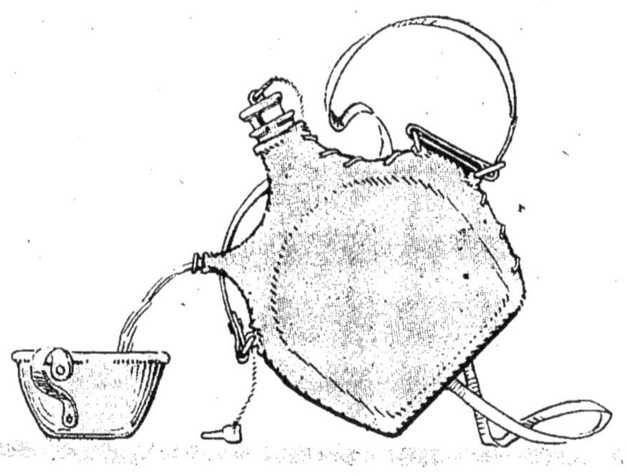

Fig. 7

plaies du crâne et *rasoir* pour les périplaies pileuses.

Tous les objets en métal (quart, pince, ciseaux), pendus à une planchette à portée de la main, sont stérilisés par la flamme au moyen d'un flambeur improvisé et d'alcool solidifié contenu dans une boîte à masque (*fig. 9*).

La *teinture d'iode au 1/20* toute préparée telle qu'on l'a dans les P. S. est *insuffisante* pour nettoyer la périplaie souillée de sang et de boue ; elle peut être *nocive* quand on l'emploie pour des blessures par éclat d'obus, quand on en badigeonne certaines régions à peau fine et délicate (face antérieure des jambes et des pieds par exemple), surtout chez certains sujets, et enfin quand son application est renouvelée.

La plaie est traitée à l'éther ou à la poudre de Vincent.

L'éther volatil et inflammable, contenu

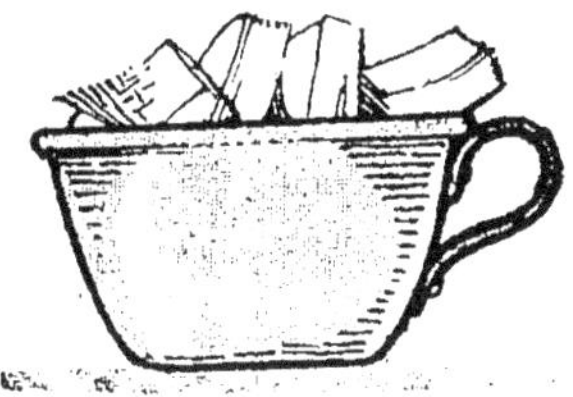

Fig. 8

dans un flacon bien bouché à la cire, doit être employé loin de la flamme.

La poudre de Vincent s'altère assez rapidement ; le flacon qui la contient doit être plein et avoir un bon bouchon. A défaut d'insufflateur spécial fragile, encombrant et d'un effet peut-être illusoire, on emploie le petit soufflet ordinaire à poudre insecticide garni seulement avant usage (*fig. 12*) ou bien on projette la poudre par le goulot recouvert de gaze en frappant avec la paume de la main sur le culot du flacon.

Cas particuliers

1° *Plaies avec éviscération*. — Appliquer un pansement humide à l'eau salée.

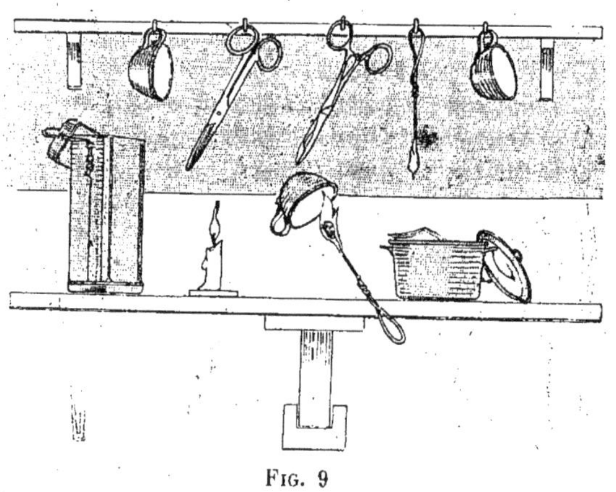

FIG. 9

2° *Plaies de poitrine avec traumatopnée*. — Fermer la plaie qui crache en accolant les lèvres de la plaie avec une pince de Péan ou en appliquant directement sur la plaie un imperméable (imperméable de pansement individuel, toile huilée, sparadrap diachylon) et par dessus un bon pansement compressif.

LE PANSEMENT PROPREMENT DIT

Matériel de pansement

1°) *Pansements tout préparés* : Les pansements B et C sont les plus employés : ils sont transportés dans des sacs à terre. Un sac à terre contient 8 pansements A ou 16 pansements B ou 25 pansements C.

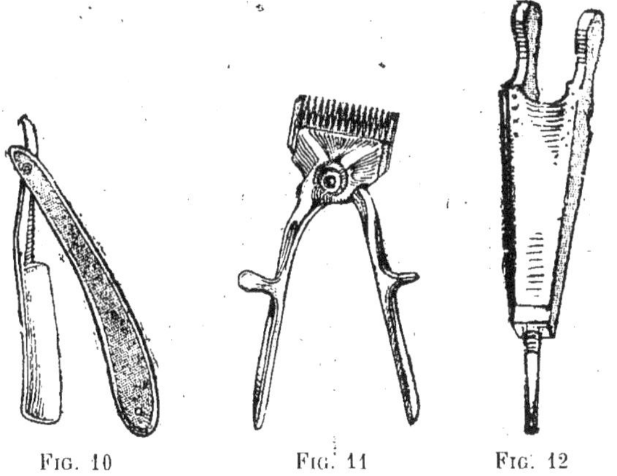

Fig. 10 Fig. 11 Fig. 12

Les pièces de pansement y sont disposées de telle manière que lorsqu'on déroule le pansement verticalement pour éviter de le souiller, celles qui doivent être placées les premières sur la plaie sont justement celles qui se présentent les dernières. Les bandes qui sont cousues à la nappe de coton peuven en se déroulant et s'il arrive qu'on les garde dans la main, elles se présentent rarement d'une façon convenable, en sorte qu'on est obligé de les séparer souvent aux ciseaux. Il faut connaître ces petites incommodités dont on vient facilement à bout avec un peu d'habitude.

Les *pansements individuels* ne sont guère employés dans les P. S. avancés. On a tou-

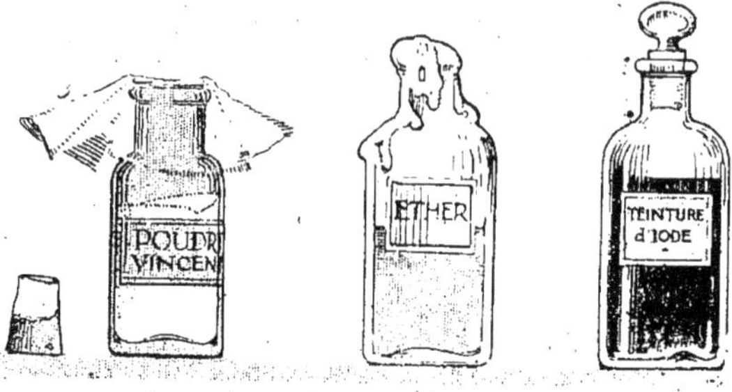

Fig. 13

ours dans une gamelle, des compresses aseptiques de toutes dimensions coupées dans des pansements B ou C (*fig. 9*).

2°) *Ouate hydrophile et coton cardé* indispensables pour le rembourrage dans les fractures et dans toutes les blessures importantes ou multiples des membres.

3°) *Bandages de corps, écharpes triangulaires* souvent faits sur place en coupant les toiles de tente des blessés.

Qualités d'un bon pansement

Un pansement doit être :

propre,
abondant,
solide.

Propre et abondant pour diminuer les dangers de l'infection et de la toxémie comme il a été dit.

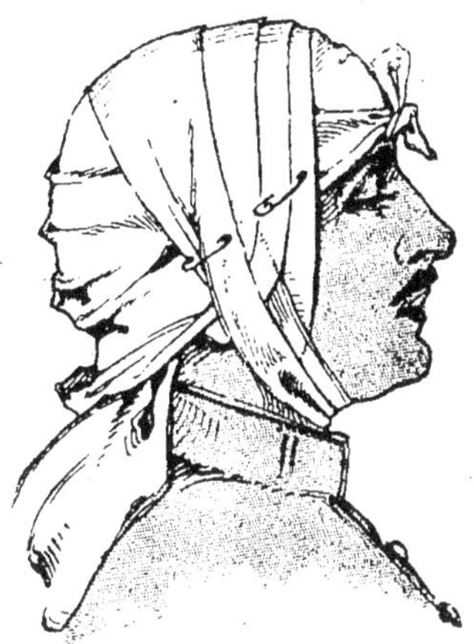

FIG. 14

Abondant et solide parce qu'ainsi il arrête l'hémorragie veineuse (*économie de sang*) ; il immobilise la région blessée et ne tiraille pas sur la plaie ; tenant bien enfin et n'étant pas traversé, il n'aura pas besoin d'être refait avant l'ambulance (*économie de temps et économie de douleur*).

On peut faire un *pansement propre* avec des *mains sales* ; cependant et surtout à cause de la mauvaise disposition des pansements tout préparés, il est préférable d'avoir les mains aussi propres que possible. Donc prendre soin de ne pas se souiller les doigts en tout temps et en particulier pendant la visite médicale :

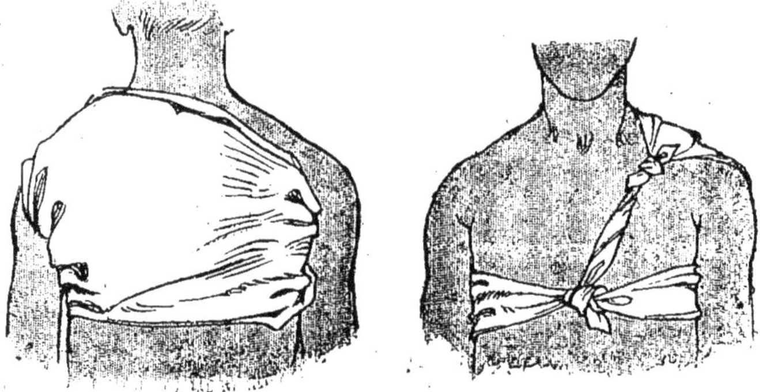

FIG. 15 et 16

avant le pansement, se frictionner les mains pendant une minute avec de l'alcool solidifié, puis badigeonner complètement à la teinture d'iode les doigts qui font pince.

Règles pour la contention du pansement

« Tout bandage contentif d'une plaie siégant
« au-dessus de la partie moyenne du bras ou

« de la cuisse comporte l'application tout
« d'abord d'un circulaire du thorax ou du
« bassin qui sert ensuite de point de départ
« au circulaire du membre.

« Tout bandage de main et de pied doit
« débuter par un circulaire d'appui autour du
« poignet ou du cou de pied.

« Sur les segments de membre tronconi-
« ques, la bande doit être renversée un certain
« nombre de fois, notamment à la partie infé-
« rieure pour empêcher le bandage de bâiller
« et de glisser.

« Un bandage important doit être maintenu
« non par une seule mais par plusieurs épin-
« gles de sûreté réparties sur sa surface, aux
« points où les jets de bande se superposent
« en directions perpendiculaires les uns aux
« autres (Bertein et Nimier) (1).

Les pansements du tronc (thorax inférieur
et ventre) sont toujours maintenus avec des
bandages de corps. La plupart des pansements
des membres sont faits aussi avec des bandages de corps coupés ou doublés pour en diminuer la longueur. Bien observer qu'il faut être
trois pour appliquer correctement le bandage
et qu'il est indispensable de le fixer par des
liens ou par des bandes pour l'empêcher de
glisser.

Les pansements du crâne, de la moitié supé-

(1) Bertein et Nimier, *Les premières heures du blessé de
guerre*, Paris 1918.

rieure du thorax, des régions sacrées, hypo-
gastriques et ano-génitales sont maintenus
avec des *écharpes triangulaires*. On augmente
la contention en plaçant ensuite convenable-

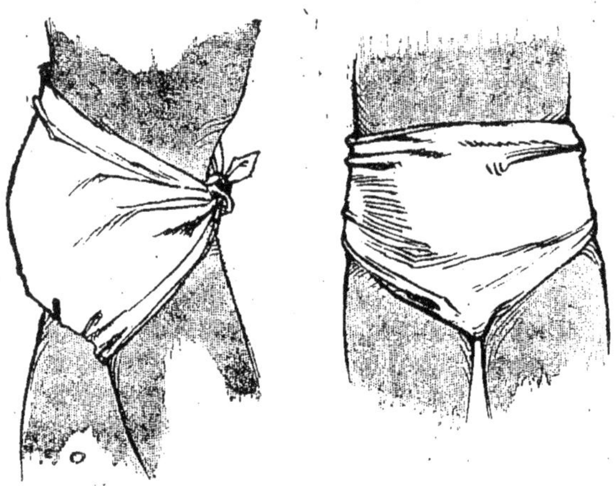

FIG. 17 et 18

ment par dessus quelques tours de bande
(*fig. 14, 15, 16, 17, 18*).

Les *écharpes triangulaires* sont encore utiles
pour protéger certains pansements, surtout
ceux des extrémités, contre les contacts parfois
inévitables avec la paille sale, la terre et la
boue.

III

LES HÉMORRAGIES

Les blessures de guerre saignent. La perte de sang, quand elle est abondante, est un facteur important, quelquefois un facteur essentiel du shock. Il importe que la lutte contre les hémorragies faite d'abord par les brancardiers qui ont relevé le blessé soit poursuivie jusqu'à l'ambulance (*économie de sang*).

Au P. S. avancé, les hémorragies sont des *hémorragies en nappe* (hémorragies veineuses ou capillaires) *que l'on arrête bien par le pansement abondant et solide* (voir pages 24, 25 et 26), *par le tamponnement avec une bande de pansement si c'est nécessaire et par la position un peu élevée du membre.*

Les *hémorragies en jet* (hémorragies artérielles) ne peuvent être arrêtées que par le *garrot* ou par *l'intervention au bistouri et la ligature. Elles ne s'observent pas dans les P. S. avancés. Les brancardiers de compagnie n'en voient pas non plus : quand ils arrivent auprès *du blessé, la plaie ne saigne plus, le blesse est mort, vide de sang.*

Ces hémorragies primitives qui tuent en quelques secondes avant qu'on puisse porter secours, sont d'ailleurs rares.

On n'a donc pas l'occasion de poser le garrot, ni de placer des pinces au P. S. avancé.

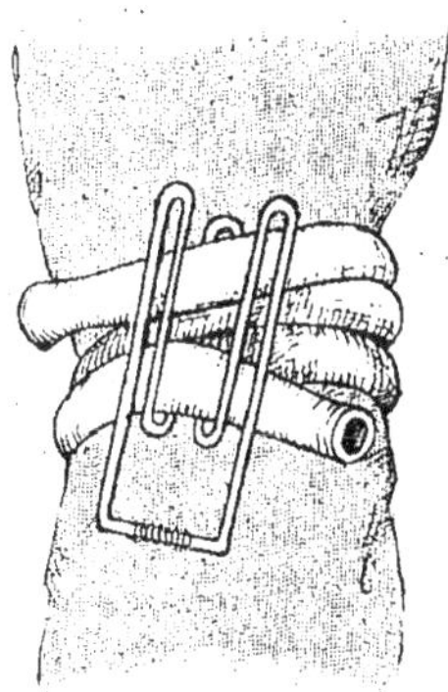

FIG. 19

Si on veut laisser aux brancardiers en ligne la possibilité de poser un garrot, il faut leur donner de gros tubes de caoutchouc et des broches métalliques (*fig. 19*).

Ils pourront placer ce garrot très vite et au besoin par dessus les vêtements. Mais qu'ils sachent bien que les hémorragies en nappe doivent être traitées par un pansement abondant et bien serré (il faut leur donner des pansements B et C dans leurs musettes) et que le garrot doit arrêter absolument tout écoulement de sang !

Il arrive trop souvent en effet au P. S. avancé qu'en enlevant le garrot posé par les brancardiers, on ne voit qu'une hémorragie veineuse qu'un bon pansement eût suffi à arrêter : il arrive même qu'on arrête une hémorragie qui persiste en enlevant un garrot mal posé, mal serré, agissant comme pour provoquer une véritable saignée.

Des HÉMORRAGIES TARDIVES GRAVES peuvent encore se produire pendant le transport du blessé jusqu'à l'ambulance.

Toutes les fois qu'on peut craindre cette éventualité (arrachement d'un membre, gros fracas osseux, blessure pouvant intéresser une artère principale), on doit disposer sur le membre blessé, d'une façon très apparente, les éléments d'un garrot fait avec un lien, un globe de bande et un tourniquet : « garrot d'attente » qui sera serré rapidement si une hémorragie se produit. On inscrit alors d'une façon très apparente sur la fiche de blessure la mention : « danger d'hémorragie, garrot d'attente », et on fait accompagner le blessé jusqu'au poste suivant.

L'emploi systématique du garrot pour toutes les blessures des membres, dans les lignes au moment de la relève et dans le P. S. au moment du pansement est une pratique dangereuse : « le garrot laissé en place plus de trois ou quatre heures favorise l'état de shock, l'infection anaérobie, la gangrène gazeuse, entraîne la perte du membre ou la mort du blessé » (Metzger). On ne peut pas ignorer que dans bien des circonstances le médecin de bataillon n'a pas le droit d'espérer que le blessé arrivera à coup sûr entre les mains du chirurgien moins de trois ou quatre heures après le premier pansement.

IV

LES FRACTURES

Importance de l'immobilisation

Les blessés atteints de fractures de guerre sont de grands blessés, parce qu'ils sont vite épuisés par la souffrance et parce qu'ils sont exposés aux infections les plus graves.

L'immobilisation, qui contribue à diminuer le shock qui est « le meilleur antiseptique et le meilleur hémostatique dans les fractures », doit être précoce et solide; elle doit être faite à l'endroit même où le blessé est tombé, avant la relève et de telle façon qu'il n'ait pas à souffrir des déplacements, des chocs, des trépidations inévitables pendant son long voyage depuis la ligne de feu jusqu'au centre de fractures.

Règles

Une immobilisation de fracture n'est satisfaisante que si elle répond aux conditions suivantes :

Pour toutes les fractures :

1º *Immobilisation des articulations sus et sous-jacentes.*

2º *Contention des fragments dans une position normale.*

En outre, pour les fractures du membre inférieur :

3º *Fixation du pied pour empêcher les mouvements de ballottement.*

Et pour les fractures de cuisse :

4º *Traction dans l'axe du membre.*

La première immobilisation

Les appareils pour fractures (gouttières métalliques, appareils connus de Alquier, Thomas, Blacke, Lardennais, Pouliquen, etc.) ne sont pas des apppareils de P. S. avancé. Il faut savoir s'en passer. De plus, les brancardiers doivent pouvoir immobiliser les fractures avec des moyens de fortune au moment de la relève du blessé.

Aussi il ne sera parlé ici que des procédés qui permettent aux brancardiers d'improviser en quelques instants une immobilisation convenable de fracture n'importe où, en ligne et en toutes circonstances.

*
* *

Fractures du bras et de l'avant-bras

Employer les écharpes triangulaires en les
plaçant comme l'indiquent les figures 20 et 21.
On remarquera que l'écharpe est présentée

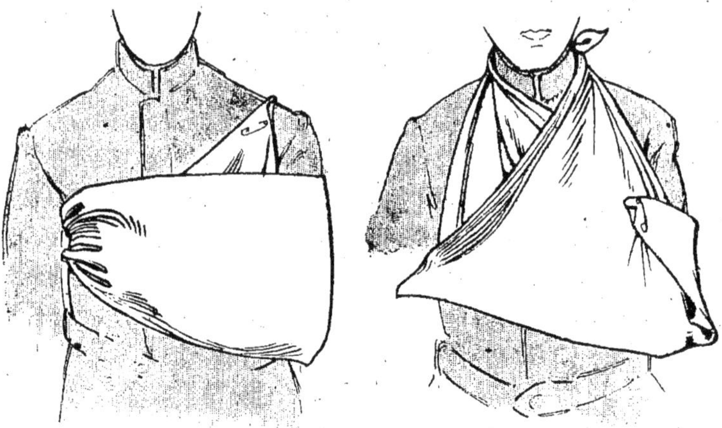

Fig. 20 et 21. — *Immobilisation des fractures du bras et de l'avant-bras*
au moyen de l'écharpe triangulaire.

d'abord de façon à ce que la plus petite hau-
teur du triangle soit suivant l'axe de l'os fracturé, ou encore de façon à ce que la petite pointe
qui correspond au plus grand angle soit vers
le coude pour les fractures de l'avant-bras et
vers l'épaule pour les fractures du bras.

* *

Fracture de jambe (*Procédé de Tourainne*)

Doubler dans le sens de la longueur la demi-couverture du soldat, enrouler ensuite dans chacun des bords latéraux, en serrant, une baïonnette avec son fourreau de manière que son extrémité inférieure reste distante de 15 centimètres du bord inférieur de la couverture et que les deux bords roulés se joignent vers le milieu de la couverture. L'appareil ainsi préparé est retourné sens dessus dessous et glissé sous le membre : la ligne médiane longitudinale doit correspondre à l'axe du membre et le talon doit venir tomber à 15 centimètres plus haut que le bord inférieur de la couverture. Le membre est déposé dans cette sorte de gouttière dont on déroule un peu les bords latéraux pour les adapter convenablement le long des faces interne et externe de la jambe. On fixe l'appareil avec des lacs au-dessus, au-dessous du genou et au-dessus des malléoles ; la portion de la couverture qui dépasse l'extrémité inférieure du membre est ramenée sur les côtés et sous la plante du pied pour les encadrer et les immobiliser ; le pied est soutenu à angle droit au moyen d'un lac placé en étrier qui est ensuite attaché au devant de la jambe.

*
* *

Fracture de cuisse

(Procédé de la baïonnette coudée) (1)

Chaque équipe de brancardiers emporte dans une musette de pansements, avec le matériel habituel, un jeu de deux baïonnettes coudées. Ces baïonnettes coudées sont préparées au régiment avec des baïonnettes brisées, inutilisables que l'on peut ramasser en grand nombre dans les secteurs de combat ; celles-ci sont coupées, coudées à la forge, puis retrempées. Elles sont ainsi absolument rigides et indéformables.

Le dispositif réalisé *(fig. 22, 23 et 24)* rappelle celui de l'appareil de M. Pouliquen :

Le fusil sert d'attelle externe. La traction est faite sur la baïonnette coudée qui donne un point d'appui dans l'axe du membre au moyen d'un étrier improvisé avec deux lacs et d'un tourniquet fait avec un couteau. La crosse du fusil est solidement fixée au bassin au moyen de deux ceinturons bouclés ensemble et placés comme l'indiquent les figures. Pour la contention au niveau du foyer de fracture, on peut employer une grande gouttière paillon le plus souvent improvisée en coupant un mor-

(1) Babin, Communication à la R. M. C. de la IV° armée le 14-3-18,

ceau d'isolateur de couchette long de 0 m. 60
environ pris dans l'abri le plus proche ; on se
contente ordinairement de la contention obte-
nue au moyen d'un pansement abondant,

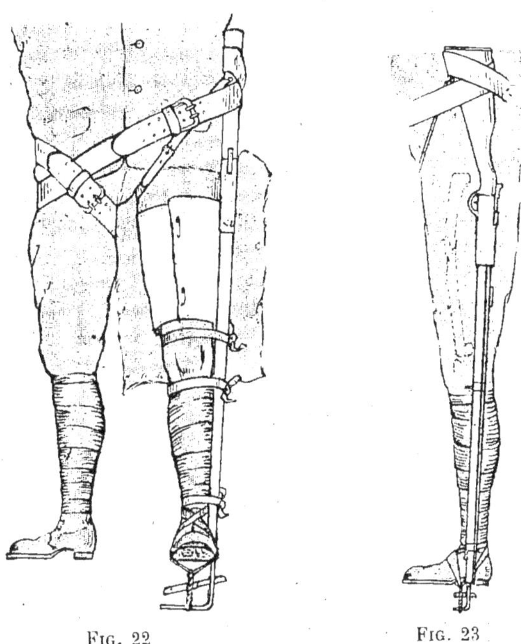

Fig. 22 Fig. 23

compressif, bien fixé par un bandage de
corps.

Pour *la facilité et la rapidité de l'exécution*,
chaque brancardier de l'équipe doit avoir sa
fonction assignée :

Le *premier brancardier* prend le fusil du

blessé ou celui du camarade le plus proche, détache le bouton de la bretelle, place le fusil le long du membre, fait passer la bretelle dans le pli inguino-scrotal, règle sa longueur et la fixe au moyen de la boucle et de l'une des deux fentes du bouton ou au moyen du passant. Il met ensuite les ceinturons séparément l'un après l'autre, l'un sous le corps, l'autre sous la cuisse du côté sain en laissant les boucles de ce côté. Il croise les ceinturons sur la racine de la cuisse comme il est indiqué sur les figures ; en agissant sur la boucle qui est vers le côté sain il attire la crosse en arrière ; il achève de serrer avec la boucle qui est vers la crosse.

Dans le même temps, le *deuxième* brancardier, à genoux aux pieds du blessé et lui faisant face, tient solidement le pied, met la jambe en bonne position, commence la traction et la maintient pendant que le *troisième* met la baïonnette coudée au canon, fait l'étrier de Pouliquen (placer le milieu d'un lac sur la malléole externe, le milieu d'un deuxième lac sur la malléole interne, nouer les quatre brins), attache solidement l'étrier à la baïonnette avec un lac noué, installe le tourniquet avec son couteau à demi ouvert pour tourner et finit la traction en arrêtant la lame du couteau ouvert sur la baïonnette.

Le *quatrième* brancardier a couru jusqu'à l'abri le plus proche ; en quelques coups de cou-

l'abri le plus proche ; en quelques coups de couteau, il a taillé dans un isolateur de couchette
le paillon qui servira de gouttière ; il a eu soin
de placer à l'avance les lacs au travers des brins
de paille. A trois, ils placent la gouttière impro-

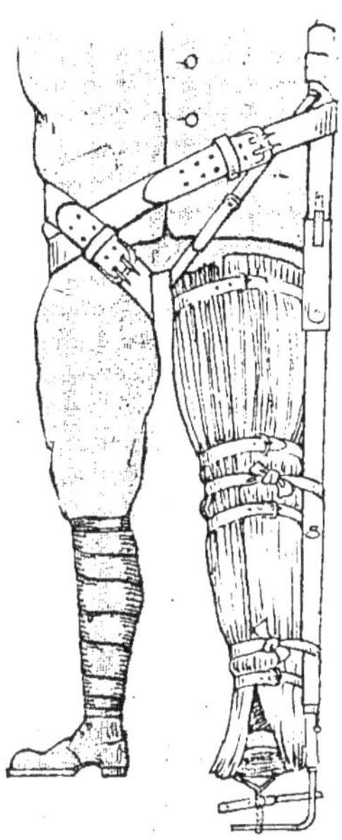

FIG. 24

visée en introduisant d'abord son bord supérieur
et externe par en dedans sous la jambe, la faisant ressortir entre le genou et le fusil ; ils
font glisser le paillon sous le membre pour le
remonter le plus haut possible ; ils replient sur
lui-même le bord interne qui fait attelle et ils

serrent avec les lacs. D'autres fois, le quatrième brancardier fait seulement un bon pansement épais fixé solidement au moyen d'un bandage de corps qu'il place avec deux de ses camarades.

Le membre tout entier est ensuite attaché solidement au fusil avec des lacs que les brancardiers nouent en s'aidant mutuellement.

L'exécution de ce procédé ne demande que deux ou trois minutes avec des brancardiers un peu exercés (1).

(1) L'expérience nous a montré que l'on peut apporter certaines modifications au procédé qui vient d'être décrit dans tous les détails sans en diminuer la valeur. La traction peut être faite directement sur l'embouchoir du fusil lorsqu'on n'a pas de baïonnette coudée ou lorsqu'il y a une fracture du membre supérieur du même côté : dans ce dernier cas, en effet, on ne peut pas faire remonter la crosse du fusil assez haut et la baïonnette coudée, en dépassant trop le pied, gênerait le transport du blessé sur le brancard. L'emploi de la gouttière paillon est presque toujours inutile (*fig. 22*) ; enfin il y a avantage au P. S. à remplacer les lacs par des bandes de toile convenablement roulées tout le long du membre fracturé.

La bonne fixation de la crosse du fusil au bassin avec des ceinturons placés comme il a été indiqué, la contre-extension convenablement faite avec la bretelle de fusil, voilà ce qu'il y a de capital pour obtenir un bon résultat.

V

LE SHOCK

LA PROPHYLAXIE ET LE TRAITÉMENT du shock
au P. S. avancé comprennent :

1° *Prophylaxie et traitement de la toxémie
et de l'infection* (voir pages 18 et 19).

ÉCONOMIE DE TEMPS.

2° *Prophylaxie et traitement des hémorragies*
(voir page 31).

ÉCONOMIE DE SANG.

3° *Économie d'énergie nerveuse* (voir p. 19).

ÉCONOMIE DE DOULEUR.

4° *Réchauffement* (voir pages 14 et 48).

ÉCONOMIE DE CHALEUR.

5° *Mobilisation de la masse sanguine stagnante* (voir page 47).

POSITION DÉCLIVE.

INHALATIONS D'OXYGÈNE.

6° *Traitement de l'hypotension* (voir p. 52).

INJECTIONS SOUS-CUTANÉES DE SÉRUM

ARTIFICIEL ET D'HUILE ÉTHÉRO-CAMPHRÉE.

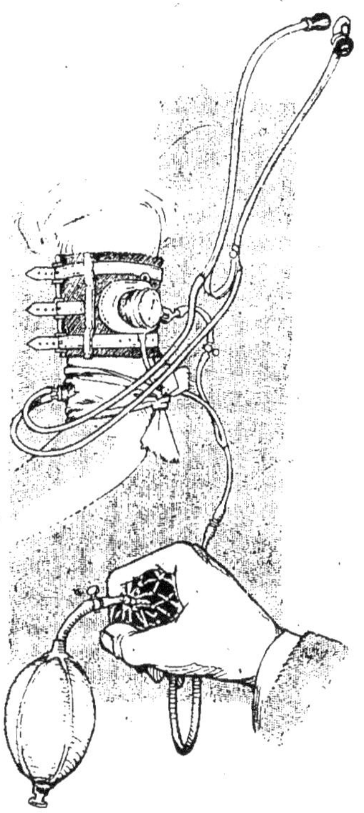

Fig. 25. — *Instrumentation simple pour la prise des tensions artérielles par la méthode auscultatoire.* Elle comporte : un brassard pneumatique, un appareil de Potain dont le ballon pneumatique a été supprimé et une soufflerie de thermocautère. Le brassard pneumatique est en communication avec le manomètre et avec la soufflerie au moyen du tube en Y de l'appareil de Potain. Un stéthoscope biauriculaire est fixé au pli du coude par une bande nouée. L'air est introduit dans le brassard au moyen de la soufflerie ; on fait varier la pression en serrant plus ou moins le ballonnet dans la main.

L'emploi de ce ballonnet pour faire varier à la main la pression dans le brassard suivant les indications données par l'auscultation de l'artère a l'avantage de permettre facilement la compression intermittente préparatoire pour faire cesser le spasme initial hypertensif et de donner plus de souplesse à l'examen.

Quand l'auscultation est gênée par les bruits extérieurs, la même instrumentation permet de déterminer les pressions par la méthode vibro-palpatoire.

Pour la technique de la méthode auscultatoire en sphygmomanométrie, on peut consulter *Tixier* (*Paris médical*, 10 février et 20 mars 1917 et 8 juin 1918). Nous mettons à l'étude la fabrication d'un appareil qui réalisera ce dispositif d'une façon parfaite.

La *sphygmomanométrie* rend les plus grands services au P. S. avancé en permettant de connaître à la fois la pression maxima (P. Mx.) et la pression Minima (P. Mn.), c'est-à-dire d'apprécier à tout moment la diminution de l'énergie cardiaque (baisse de P. Mx.) en rapport avec l'ébranlement nerveux et l'hémorragie, et l'augmentation de la résistance périphérique et de la masse sanguine stagnante (augmentation de P. Mn.) en rapport avec l'ébranlement nerveux et le refroidissement.

Elle donne aussi des indications fort utiles pendant la mise en observation des intoxiqués par les gaz suffocants.

Mise en position déclive.
Réchauffement.
Inhalations d'oxygène.
} Diminuent résistance périphérique.

Injections sous-cutanées
  d'huile éthéro-camphrée
et de sérum artificiel.
} Augmententénergie cardiaque.

Mise en position déclive

Avec le dispositif à trois supports-brancards superposés (*fig. 2 et 3*), rien de plus facile que de mettre le blessé en position plus ou moins déclive dans un abri en galerie (*fig. 29*).

Réchauffement

Le blessé qui vient d'être pansé sur le brancard à pansement est déposé sur le brancard qui lui appartiendra jusqu'à l'ambulance. Ce brancard, ce *lit provisoire du blessé* est préparé de la façon suivante : on y place d'abord deux bandes, puis une toile de tente de telle façon que les bords latéraux puissent se boutonner, et enfin une couverture. Le blessé lui-même a une couverture et sa capote sur lui,

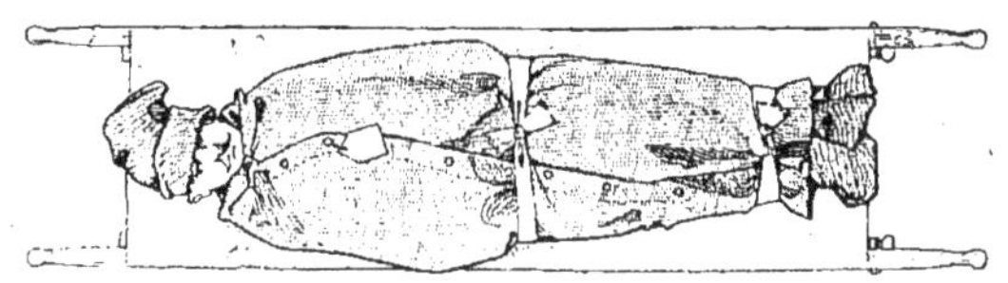

Fig. 26

un sac à terre enfoncé sur la tête et un sac à terre à chaque pied. Pendant le transport, la couverture du brancard étant rabattue, la toile de tente boutonnée, les liens serrés, le blessé est comme emmailloté (*fig. 26*).

Avant le départ, il doit être réchauffé dans le P. S. avancé, il doit faire provision de chaleur pour le voyage.

Les *boissons chaudes* (café des cuisines de compagnie, ou tisane de glyzine) sont préparées dans une gamelle avec le réchaud à alcool solidifié (*fig. 27 et 28*). Le blessé couché les boit lentement dans un quart au moyen d'un petit tube de caoutchouc (sonde de Nélaton).

La *chambre de réchauffement* est faite avec une toile de tente tendue par son milieu sur une bande attachée aux deux supports-brancards immédiatement supérieurs (*fig. 29*). La

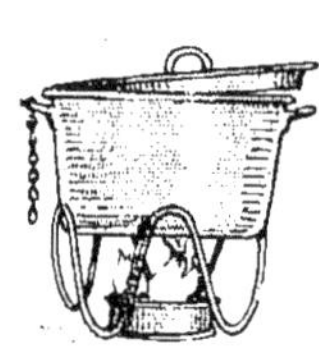

Fig. 27

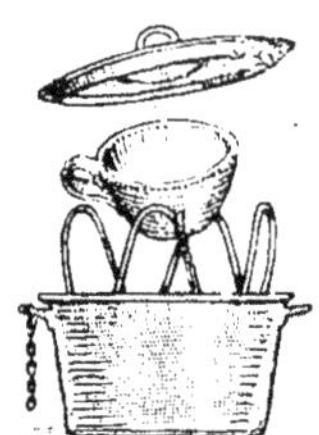

Fig. 28

chaleur fournie d'abord par la combustion d'une poignée d'alcool solidifié dans une gamelle qui est portée dans la chambre sous le contrôle de la vue au moyen d'une planchette longue, est entretenue par la combustion d'une bougie dans une lanterne d'escouade.

On peut facilement faire à la fois la mise en position déclive, le réchauffement, l'injection de sérum artificiel chaud et les inhalations d'oxygène (*fig. 29*).

Inhalations d'oxygène

Le matériel du P. S. avancé comporte, comme on le verra, deux boîtes d'oxylithe et deux ballons de caoutchouc d'une dizaine de litres. Avec l'*oxylithe*, on peut avoir facilement, au moyen d'un matériel réduit, léger, peu encombrant,

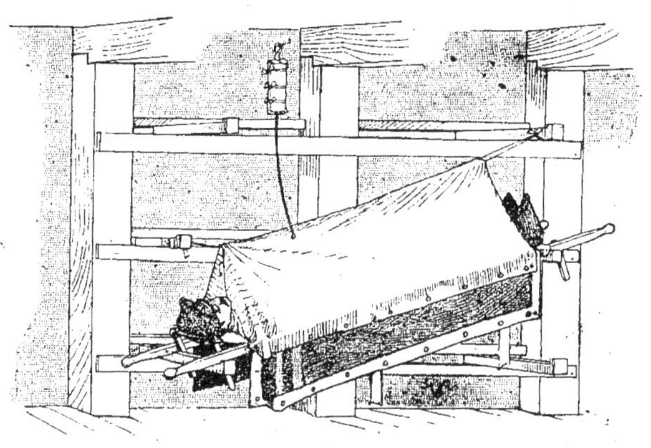

Fig. 29.

peu encombrant, une quantité déterminée et connue d'oxygène pur.

L'appareil producteur (*fig. 30*) est fait avec une boîte métallique à couvercle d'un modèle courant; vers le fond elle est garnie d'une petite couche de coton hydrophile un peu tassé, le fond lui-même est percé d'un trou dans lequel on introduit à force un morceau d'un tube de caoutchouc d'appareil Vermorel pour faire joint avec le robinet en ébonite d'un ballon. Le couvercle sur lequel on place les pains d'oxylithe est percé au poinçon de quelques trous. Le système est plongé à la main dans une gamelle pleine d'eau. L'eau décompose l'oxylithe en donnant un dégagement d'oxygène. On règle le débit en immergeant plus ou moins la boîte.

L'inhalateur est simplement un entonnoir en

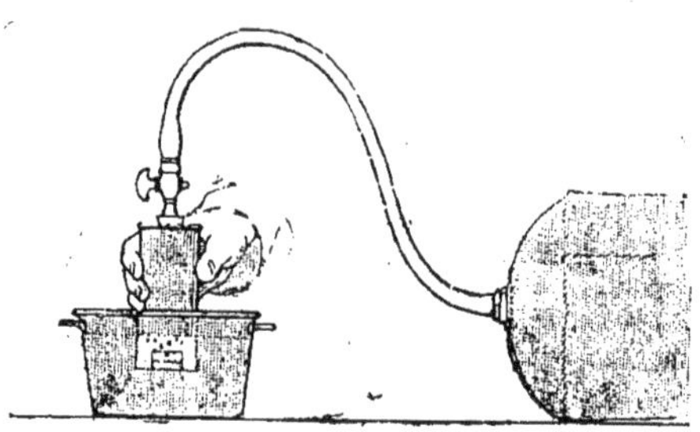

Fig. 30

papier ; l'écoulement de l'oxygène produit par la pression d'un objet quelconque sur le ballon est réglé par le pincement du tube avec deux doigts.

Quand l'ennemi envoie des gaz asphyxiants, il est prudent de considérer le P. S. avancé comme étant constamment ou comme pouvant être soudainement envahi par les gaz et il faut laisser son appareil respiratoire en permanence au gazé ; on dirige alors le jet d'oxygène au dessous de l'ouverture inférieure de la caisse filtrante qui sert à l'entrée de l'air.

LES INJECTIONS SOUS-CUTANÉES

Les *difficultés de la stérilisation* des seringues, les difficultés de la stérilisation et de la bonne conservation des aiguilles ne doivent pas empêcher de pratiquer au P. S. avancé des

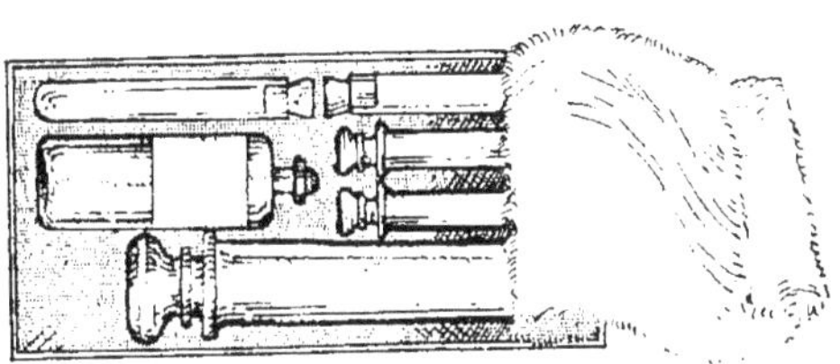

Fig. 31

injections sous-cutanées et en particulier les injections de sérum antitétanique.

Notre matériel est stérilisé avec soin pendant le séjour au cantonnement de repos ; il doit ensuite rester aseptique malgré l'usage, pendant le séjour en ligne, sans qu'on ait besoin au P. S. avancé de recourir à l'ébullition, ce qui serait long, difficile et, il faut le reconnaître, souvent impossible.

Au repos, la grande seringue de 10 cmc.,

les deux seringues de 2 cmc. sont soumises à
l'ébullition prolongée et placées dans la boîte
métallique (*fig. 31*) où leurs embouts sont
dans un lit de gaze stérile fermé. Les aiguilles
sont conservées aseptiques après ébullition et
nettoyage à l'alcool dans un petit flacon en
verre bouché de liège (tube de
Lactéol Boucard par exemple)
contenant de *l'huile goménolée*
(*fig. 31 et 32*).

En ligne, le matériel n'est pas
souillé; les liquides injectés sont
stériles, les doigts ne doivent
avoir aucun contact avec le piston de la seringue, ni avec l'em-
bout de l'aiguille; c'est avec une
pince à pansement flambée qu'il
faut toujours saisir l'aiguille et
l'on emploie l'éther pour le nettoyage indispensable après usage et pour la
stérilisation de sûreté de la seringue et de son
aiguille.

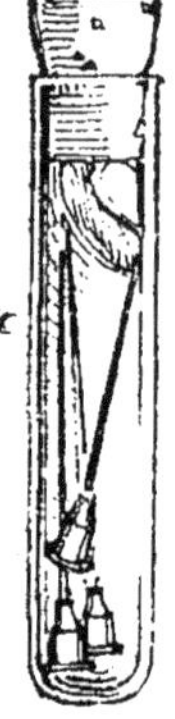

Fig. 32

L'*éther* est un bon antiseptique; il décrasse
d'une façon parfaite, dissout les huiles, ne
coagule pas les albumines du sérum antitétanique, ne fait pas rouiller le métal; il a encore
l'avantage d'être très volatil, ce qui permet
de s'en débarrasser complètement. Comme il
n'est pas miscible avec l'eau, il faut employer
l'alcool à 95° avant l'éther pour nettoyer la
seringue et l'aiguille après les injections des

solutions aqueuses (caféine — morphine — spartéine, etc.).

La technique est la suivante : la seringue étant montée avec l'aiguille :

Pour le *nettoyage après usage*, aspirer et refouler deux fois l'éther directement dans le flacon. (Les flacons qui ont servi à contenir le sérum anti - tétanique américain ont l'avantage d'avoir un goulot très étroit qui retient la garde de l'aiguille) (*fig. 33*).

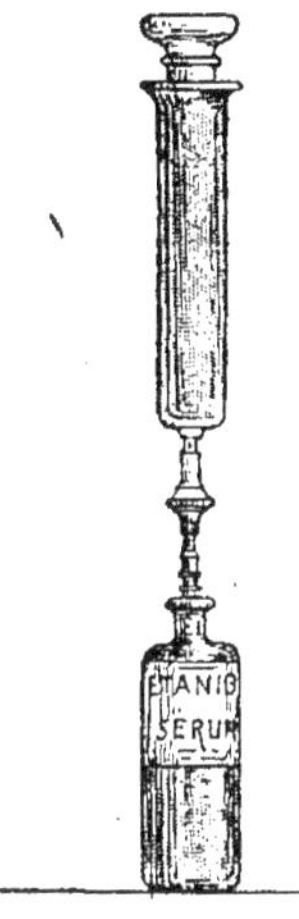

Fig. 33

Pour la *stérilisation de sûreté avant usage*, remplir la seringue d'éther, la tenir pendant quelques instants horizontale en la faisant tourner dans les doigts, puis refouler dans le flacon. Pour chasser complètement l'éther, aspirer de l'air chaud et stérile au-dessus de la partie haute d'une flamme (ce qui peut se faire sans rougir la pointe de l'aiguille), refouler aussitôt le mélange d'air chaud et d'éther; recommencer l'opération jusqu'à ce que la flamme ne soit plus modifiée par la combustion de l'éther (*fig. 34*).

Injections d'huile éthéro-camphrée

Retirer le piston; verser directement dans le corps de la seringue le contenu des ampoules d'huile camphrée en même temps qu'un aide verse le contenu d'une ampoule d'éther, puis

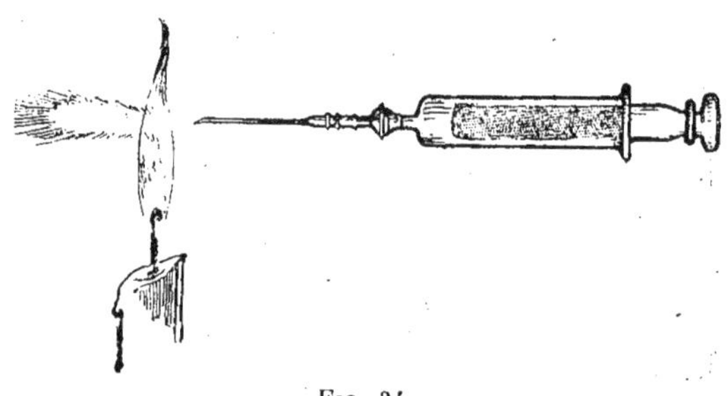

Fig. 34

donner quelques chiquenaudes sur la seringue pour faciliter le mélange de l'huile et de l'éther.

Injections de sérum artificiel

Les aiguilles employées sont plus grosses que les aiguilles ordinaires; elles sont conservées aussi dans l'huile goménolée. Le tube de caoutchouc qui sert à l'injection est un tube à drain large de un mètre environ; il est conservé stérile dans une solution très faiblement antiseptique (eau javellisée à vingt gouttes d'extrait de javel par litre) contenue dans un flacon à large goulot bouché de liège et cacheté à la cire (*fig. 35*). |

L'ampoule de sérum chauffée au bain-marie

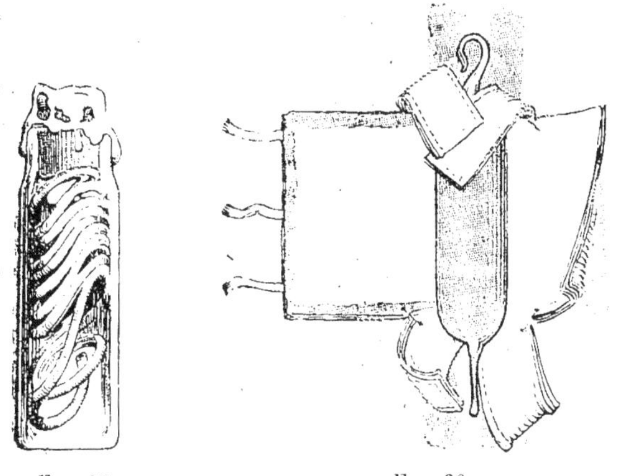

dans une gamelle doit conserver sa chaleur pendant toute la durée de l'injection ; dans ce but, elle est entourée d'une nappe de coton cardé et revêtue d'un habillage calorifuge en forme de croix fait avec des couches alternées de papier de journal et de toile huilée (*fig. 36*).

COMPOSITION DU MATÉRIEL
DU P. S. AVANCÉ

Pour une équipe de deux infirmiers
et deux brancardiers.

Un infirmier :

1 Havresac n° 1 ;
1 Bidon de solution antiseptique ;
1 Brancard à pansement * (1).

Un infirmier :

1 Havresac n° 2 ;
1 Bidon de café ;
1 Musette n° 2 ;
1 Lampe à acétylène (mod. du génie). *

Un brancardier :

1 Havresac n° 3 ;
1 Sac à terre contenant des pansements ;
1 Musette Z. P. (contre l'ypérite).

Un brancardier :

2 Sacs-à terre contenant des pansements ;
1 Musette Z. P.

Matériel permettant de soigner 50 blessés environ.

(1) Les objets marqués d'un astérique peuvent être
supprimés.

Pour une équipe de un infirmier
et deux brancardiers.

Un infirmier :

1 Havresac n° 4;
1 Bidon de solution antiseptique;
1 Brancard à pansement*.

Un brancardier :

1 Havresac n° 3;
1 Bidon de café;
1 Musette n° 2;
1 Lampe à acétylène *.

Un brancardier :

2 Sacs à terre contenant des pansements;
1 Musette Z. P.

Matériel permettant de soigner 30 blessés environ.

Pour une équipe de quatre brancardiers.

1 Musette n° 1.
1 Bidon de solution antiseptique
3 Musettes à pansements contenant ensemble
6 pansements B, 21 pansements C et 6 pansements
Ind.

Pour mémoire, par infirmier ou brancardier : une couverture et une toile de tente, une gamelle, une musette à vivres, un bidon de deux litres, un appareil respiratoire, des survêtements en toile huilée.

Composition du Havresac nº 1 *(fig. 37)*.

Sur le sac :

Couverture et gamelle de l'infirmier ;
1 Gamelle du P. S. *(fig. 27)* ;
1 Boîte à alcool solidifié ;
1 Boîte à carbure ou à bougies ;
2 Baïonnettes coudées.

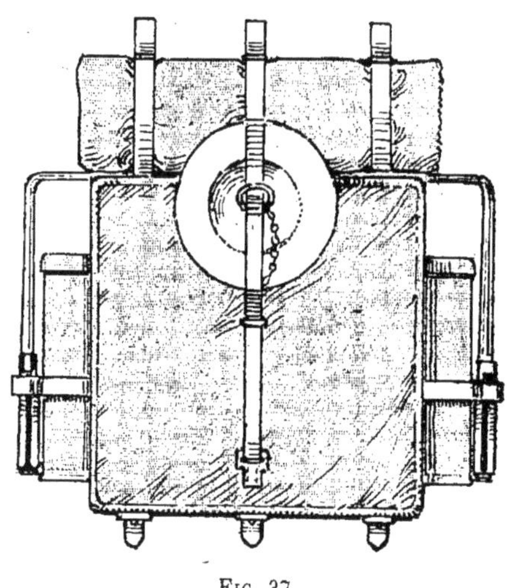

Fig. 37

Dans la patelette :

1 Fanion réglementaire à croix rouge ;
3 Fanions avec flèche *(fig. 1)*.

Dans le sac :

3 Bandages de corps, 6 écharpes triangulaires,
36 lacs, 6 garrots *(fig. 19)* ;

1 Boîte à savon ;

4 Flacons : extrait de javel, teinture d'iode, éther et poudre de Vincent ;

1 Trousse d'infirmier, 1 tondeuse et 1 flambeur ;

1 Pochette contenant 60 fiches de blessure ;

1 Carnet de passage et un crayon à encre ;

1 Boîte de pharmacie * (1).

COMPOSITION DU HAVRESAC N° 2

1 Boîte métallique contenant les seringues, les aiguilles et un flacon d'éther (*fig.* 31) ;

1 Flacon contenant le tube de caoutchouc pour les injections de sérum physiologique (*fig.* 35) ;

1 Habillage calorifuge de l'ampoule de sérum (*fig.* 36) ;

3 Ampoules de sérum physiologique de 125 cmc. ;

4 Boîtes de 12 flacons de sérum antitétanique ;

4 Boîtes de 20 ampoules d'huile camphrée de 2 cmc. ;

2 Boîte de 25 ampoules d'éther de 1 cmc. ;

1 Boîte de 25 ampoules de morphine ;

1 Boîte de 25 ampoules diverses.

COMPOSITION DU HAVRESAC N° 3

4 Ampoules de sérum physiologique de 125 cmc. ;

4 Boîtes de 12 flacons de sérum antitétanique ;

6 Boîtes de 20 ampoules d'huile camphrée de 2 cmc.

---

(1) *Contenu de la boîte de pharmacie :* tubes contenant les comprimés d'aspirine, quinine, opium, etc., les poudres de bismuth, d'ipéca ; sacs enveloppes de pansements individuels contenant le sulfate de soude, la glyzine : boîte de sinapismes ; tubes de vaseline et de pommades composées ; thermomètre ; drain pour faire boire les blessés ; bec à acétylène de rechange.

Composition du havresac n° 4

Sur le sac :

Couverture et gamelle de l'infirmier ;
1 Gamelle du P. S. (*fig.* 27) ;
1 Boîte à alcool solidifié ;
1 Boîte à carbure ou à bougies ;
2 Baïonnettes coudées.

Dans la patelette :

1 Fanion à croix rouge ;
3 Fanions avec flèche (*fig.* 1).

Dans le sac :

3 Bandages de corps, 6 écharpes triangulaires.
12 Lacs, 3 garrots ;
1 Boîte à savon ;
3 flacons : extrait de javel, teinture d'iode et poudre de Vincent ;
1 Trousse d'infirmier et 1 flambeur ;
1 Pochette contenant 50 fiches de blessure, un carnet de passage et un crayon à encre ;
1 Petite boîte de pharmacie * ;
1 Boîte métallique contenant le matériel pour injections hypodermiques (*fig.* 31) ;
1 Boîte d'ampoules d'huile camphrée :
1 Boîte d'ampoules diverses.

Composition de la musette n° 1

1 Fanion réglementaire à croix rouge et 2 fanions avec flèche.
3 Bandages de corps, 4 écharpes triangulaires, 24 lacs.
2 Garrots.
2 Baïonnettes coudées.

1 Boîte de savon.

2 Flacons : teinture d'iode et poudre de Vincent.

1 Petite boîte d'alcool solidifié.

1 Trousse d'infirmier et 1 flambeur.

4 Bougies.

1 Pochette contenant 20 fiches de blessure, un carnet de passage et un crayon à encre.

1 Morceau de savon blanc et 50 gr. de bicarbonate de soude.

Composition de la musette n° 2

2 Boîtes d'oxylithe.

1 Appareil producteur d'oxygène (*fig.* 30).

2 Ballons de caoutchouc.

TABLE DES MATIÈRES

356 — Imp. Art. « Lux », 131, Boul. St-Michel, Paris.

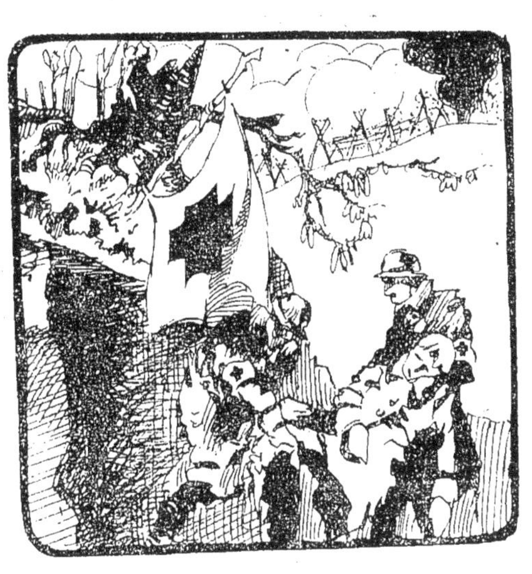